Ramesh Raja
Aarti Rajambigai

Uma visão geral em Prótese Dentária Versão Digital

Ramesh Raja
Aarti Rajambigai

Uma visão geral em Prótese Dentária Versão Digital

Painel de Prótese Dentária no Canal Digital

ScienciaScripts

Imprint

Cover image: www.ingimage.com

This book is a translation from the original published under ISBN 978-620-7-80969-1.

Publisher:
Sciencia Scripts
is a trademark of
Dodo Books Indian Ocean Ltd. and OmniScriptum S.R.L publishing group

120 High Road, East Finchley, London, N2 9ED, United Kingdom
Str. Armeneasca 28/1, office 1, Chisinau MD-2012, Republic of Moldova, Europe
Managing Directors: Ieva Konstantinova, Victoria Ursu
info@omniscriptum.com

Printed at: see last page
ISBN: 978-620-8-54805-6

Conteúdo

Introdução

Embora as técnicas convencionais de cuidados dentários tenham funcionado de forma excelente durante décadas, para um fluxo de trabalho mais simples, mais rápido, mais preciso e mais eficiente, existe um grande potencial na medicina dentária digital. A medicina dentária digital refere-se à utilização de tecnologias ou dispositivos dentários que incorporam componentes digitais ou de controlo informático para realizar procedimentos dentários em vez de utilizar ferramentas mecânicas ou eléctricas. Os avanços na tecnologia dentária permitem que os pacientes recebam soluções modernas para problemas dentários convencionais. Os dentistas podem incorporar a tecnologia digital nas suas práticas para melhorar a eficiência do seu fluxo de trabalho e a facilidade de colaboração com os laboratórios. Neste artigo, são descritas as tecnologias digitais disponíveis para a dentisteria protética, tais como a radiografia digital, as prescrições electrónicas, as apresentações de casos computorizadas, o articulador virtual e o arco facial, as restaurações de desenho/construção assistida por computador, as impressões digitais e a seleção de cores, juntamente com ênfase nas vantagens e limitações da tecnologia digital.

Existem muitas áreas de medicina dentária digital disponíveis e muitas mais estão a ser investigadas. Algumas delas são as seguintes:

1. Radiografia digital
2. Imagiologia intra-oral/impressão ótica
3. Conceção assistida por computador/Fabrico assistido por computador (CAD/CAM)
4. Combinação de sombras
5. Conceção digital do sorriso
6. Articuladores virtuais e arcos faciais digitais
7. Laser
8. Análise e diagnóstico da oclusão e da articulação temporomandibular (ATM)
9. Fotografia - extra-oral e intra-oral

PARTE I

Impressão ótica:

A primeira aplicação de CAD/CAM em medicina dentária foi feita pelo Dr. François Duret na década de 1970 na sua tese "Impressão Ótica". Em 1984, Duret inventou e patenteou um dispositivo CAD/CAM e ilustrou o fabrico de coroas em 4 horas. Ao mesmo tempo, o Dr. Mormann e o Dr. Brandestini criaram o primeiro sistema de moldagem digital orientado para o lucro, o CEREC1, em 1985. A medicina dentária digital, em particular, as moldagens digitais conduziram a alterações significativas no fabrico de moldes. Durante as últimas décadas, foram utilizadas técnicas de moldagem convencionais para registar os dentes e os tecidos moles circundantes. No entanto, existiam alguns inconvenientes, como alterações volumétricas nos materiais de moldagem, expansão dos produtos de gesso, etc., que por vezes exigiam uma nova moldagem, o que consumia energia e dinheiro. Para ultrapassar estas dificuldades, foi desenvolvido um scanner intra-oral (IOS) no domínio da medicina dentária. Pilar - seleção da moldeira - retração gengival - impressão - desinfeção - envio para o laboratório - vazamento do molde - fabrico da restauração.

Impressões digitais:

Pilar - retração gengival - digitalização - transferência digital da impressão para o laboratório - desenho digital - fabrico da restauração. O IOS é composto por uma câmara portátil, um computador e software. O objetivo é registar a geometria tridimensional de um objeto com precisão. O STL (Standard Tessellation Language) é o formato digital mais utilizado. Outros formatos incluem ficheiros PLY, Polygon File Format. Independentemente da tecnologia de imagem utilizada pelo IOS. Após a identificação do POI (ponto de interesse), o software reúne imagens ou vídeos individuais gravados pela câmara sob uma projeção de luz.

Captação e projeção de luz:

No domínio da reconstrução 3D, existem duas técnicas. As técnicas activas envolvem um procedimento de triangulação e utilizam luz vermelha, branca ou azul para obter a textura e a cor reais dos tecidos para reconstrução, projectando a luz da câmara num objeto. Na técnica passiva, os tecidos intra-orais são iluminados apenas pela luz ambiente e dependem, até um certo nível, da textura do objeto.

Microscopia confocal de varrimento a laser:

Trata-se de uma técnica microscópica de varrimento de objectos tridimensionais por microscopia fluorescente. Marvin Minsky, em 1957, introduziu o princípio básico do varrimento confocal.

Triangulação ótica:

É um método de medição de objectos à distância sem lhes tocar em microns ou milímetros.

Tomografia de coerência ótica:

Utiliza luz em vez de som e é semelhante à imagiologia por ultra-sons.

Amostragem ativa da frente de onda (AWS):

A amostragem ativa de frentes de onda (AWS) é uma técnica de imagiologia de superfícies que utiliza apenas uma câmara e um percurso ótico.

Vários sistemas de digitalização disponíveis no mercado:

1. ITero
2. Lythos
3. Digitalização rápida
4. Planeamento
5. Definição verdadeira
6. Trios
7. Fluxo de cuidados CS 3500
8. CEREC

ITero:

A Cadent inaugurou o iTero em 2007, tendo sido posteriormente adquirido pela Align Technology, Inc. em 2011. Utiliza o princípio da microscopia confocal de varrimento paralelo. Monitor de computador, varinha de varrimento, rato, pedal, teclado e um carrinho móvel. A varinha é volumosa e grande e, para evitar a contaminação cruzada, são utilizadas mangas descartáveis para cobrir a varinha durante o procedimento de varrimento .

O exame dos quadrantes é efectuado segurando o instrumento num ângulo de 45 graus em relação à margem da gengiva, começando na parte mais distal do quadrante vestibular inferior esquerdo e deslocando-se para mesial, registando a paisagem vestibular e oclusal. O mesmo procedimento é efectuado novamente no lado lingual, começando pelo quadrante lingual inferior esquerdo. O tempo total é de 15 minutos.

Avanços recentes:

Vários scanners lançados pelaAlign Technologies incluem, entre outros, o ITero HD 2.9

ITero Element ITero Element flex ITero Element 2 ITero Element 5D

Lythos:

A Ormco Corporation inaugurou o Lythos em 2013. Utilizou o princípio da Inferometria de Franja Acordeão, especialmente concebido para fins ortodônticos. É portátil, com um ecrã tátil, uma pequena varinha bem concebida, ligação à Internet sem fios e uma ponta descartável. O exame é iniciado apontando a ponta da varinha para a superfície oclusal e movendo-se da esquerda para a direita da arcada inferior, seguida da arcada superior. Os laboratórios Glide well e IOS Technologies inauguraram o Fast Scan em 2010. Utiliza o princípio da triangulação ativa, é portátil, com um ecrã tátil e uma grande varinha de varrimento. Neste sistema, a câmara é movida juntamente com a varinha e a varinha é mantida em três posições (vestibular, lingual e oclusal) para digitalizar a arcada completa. A E4D Technologies (Richardson) introduziu o Plan Scan em 2008. Utiliza o princípio da tomografia coerente ótica. A 3M ESPE inaugurou o scanner True definition em 2013.

Utilizou a tecnologia de vídeo maging 3D em movimento, que consiste num ecrã tátil, um dispensador de pó, uma varinha metálica leve e uma ligação à Internet sem fios. A digitalização foi efectuada em sextantes, passando de lingual para vestibular e terminando novamente em oclusal.

Trios:

A 3Shape inaugurou o Trios em 2010. Utiliza o princípio da microscopia confocal. Está disponível como TRIOS Cart, que possui um ecrã múltiplo inteligente com visualização 3D e conetividade Wi-Fi, TRIOS Chair integrado com ligação USB ao ecrã do computador (portátil), ecrã do computador, ponta autoclavável e aquecedor anti-embaciamento. Pode preencher automaticamente as áreas em falta.

Avanços recentes:

TRIOS 3 básico

TRIOS 3

TRIOS 4

CS 3500:

A Care stream Dental inaugurou o CS 3500 em 2013. Utiliza o princípio da microscopia confocal, é portátil, sem carrinho, ligação USB e é composto por uma varinha. Não necessita de aquecedor externo para evitar o embaciamento. Estão disponíveis duas pontas de varrimento para adultos e crianças. A angulação do exame pode ser de até 45 graus e a profundidade de até 16 mm.

Sistemas CEREC e Apollo:

A Sirona Dental System introduziu o CEREC em 1987. Utiliza o princípio da Triangulação Ativa e da Microscopia Confocal. Atualmente, estão disponíveis três sistemas digitais que incluem o CEREC Omnicam.

CEREC Bluecam.

Apollo DI.

CEREC Omnicam:

A CEREC Omnicam produz impressões de arcada completa e meia arcada com imagens a cores, 3D e 2D. Tem uma pequena ponta de câmara, uma peça de mão com um tubo de câmara arredondado. A distância entre o scanner e o dente deve ser de 0 a 15 mm.

CEREC Bluecam:

A CEREC Bluecam possui um díodo emissor de luz azul para captação de detalhes. Pode ser utilizada para digitalizar o maxilar completo, quadrantes e um único dente. A câmara é colocada diretamente sobre o dente.

Apollo DI:

O Apollo DI utiliza o software Apollo DI e a câmara intra-oral Apollo DI. Estas digitalizações são a preto e branco e a câmara move-se 2-20 mm sobre a superfície do dente durante a digitalização. As impressões digitais por IOS minimizam o desconforto transitório pela colocação de materiais de impressão e moldeiras na boca do paciente. Acaba com a utilização de moldeiras, materiais, etc. De acordo com a literatura, os pacientes preferem as impressões ópticas às impressões convencionais.

Poupança de tempo:

Através da digitalização dos tecidos moles e duros do doente, o tempo de permanência na cadeira é reduzido. São eliminados os procedimentos morosos, como a colocação de gessos, etc.

Fluxo de trabalho mais fácil:

O procedimento de moldagem é simplificado para casos complexos, por exemplo, rebaixos severos, implantes múltiplos que dificultam o procedimento de moldagem convencional, e o procedimento de repetição da moldagem é mais fácil sem ter de refazer todo o procedimento.

Comunicação com o pessoal do laboratório:

O IOS permite que o médico comunique instantaneamente com o pessoal do laboratório após o exame; se o pessoal do laboratório não estiver satisfeito, o médico pode refazer instantaneamente o exame sem ter de marcar uma segunda consulta para o doente.

Melhoria da relação com o paciente:

Com o advento do IOS, a relação entre o médico e o doente foi melhorada e o doente está mais envolvido no fluxo de trabalho e tem um resultado positivo no tratamento global.

Desvantagens:

Deteção da margem sub-gengival:

Houve um problema de deteção de margens gengivais profundamente colocadas e também a digitalização IOS é um pouco problemática em caso de hemorragia, uma vez que pode ocultar as margens protéticas e tornar a digitalização imprecisa. O IOS não consegue deslocar as margens dos tecidos moles e não consegue registar as relações dinâmicas dos tecidos.

Curva de aprendizagem:

A adaptação da curva de aprendizagem ao IOS é difícil para os médicos mais velhos, que têm menos vontade e experiência com computadores e tecnologia. Além disso, é importante notar que existe um debate sobre qual a melhor tecnologia de digitalização em relação à outra, uma vez que o fabricante forneceu poucas informações.

Sensível aos custos:

Os custos iniciais de aquisição do IOS são muito elevados, mesmo após o lançamento de muitos modelos novos no mercado.

Implicações clínicas:

Em Prostodontia, para fazer impressões de dentes preparados para inlays, onlays, coroas individuais que incluem zircónio, dissilicato de lítio, uma estrutura para próteses parciais fixas, restaurações provisórias para pontes fixas e implantes, próteses parciais removíveis, Post and Core, Digital Smile Design, Obturadores, Guia cirúrgico para colocação de implantes.

O IOS não é indicado para próteses parciais fixas de longo alcance ou arcadas completas fixas, arcadas parciais ou completas fixas suportadas por implantes de longo alcance e próteses completamente removíveis.

3) Conceção assistida por computador/Fabrico assistido por computador:

O CAD/CAM foi introduzido na medicina dentária durante a década de 1980.

CEREC (Sirona) e Procera (Nobel Biocare) foram os primeiros dispositivos CAD/CAM. Nos últimos anos, a integração da tecnologia digital no domínio das ciências da saúde tornou-se mais previsível. Os sectores da inteligência artificial, da realidade aumentada, da robótica, do desenho assistido por computador e do fabrico assistido por computador (CAD-CAM) oferecem muitas soluções para a melhoria do diagnóstico e do plano de tratamento. O CEREC foi originalmente introduzido estritamente como uma técnica de consultório, para procedimentos de uma visita para restaurações fixas, especialmente para inlays e onlays. Ao criar uma restauração CAD/CAM, o dentista tira uma fotografia digital do dente preparado com uma pequena câmara intra-oral.

Esta imagem digital contém informações 3D sobre o tamanho e a morfologia do dente, o defeito a ser restaurado, a anatomia dos dentes adjacentes e a sua relação com o dente. De acordo com esta imagem digital, o dentista desenha a restauração adequada diretamente no ecrã de um computador utilizando o software CAD/CAM.

O campo da prótese dentária está a sofrer uma transformação drástica, contornando os procedimentos clínicos e laboratoriais tradicionais. A utilização da moldagem digital eliminou problemas como a escolha do material de moldagem correto, o seu efeito influente de elasticidade, precisão, estabilidade dimensional, compatibilidade e/ou o modelo mestre de gesso são minimizados com uma melhor adesão do paciente. A visualização virtual tridimensional (3D) permite o registo da relação maxilar-mandibular, o que não é possível quando realizada intraoralmente.

Prótese dentária CAD-CAM:

A prótese dentária CAD-CAM utiliza tecnologia aditiva ou subtractiva para o fabrico de restaurações dentárias. A tecnologia subtractiva CAD-CAM explorou os seus caminhos no fabrico de próteses completas, restaurações de metal fundido e de cerâmica. A preparação dentária robótica assistida por computador de tecidos duros dentários com laser é mais segura, pois produz menos desconforto, menos ruído e vibrações quando comparada com a utilização de uma peça de mão tradicional. O laser pulsado ultra-curto (USPL) tem mostrado resultados promissores na ablação dentária para utilização em procedimentos de restauração. São amplificados com energias até 7 milijoules e são focados na superfície do material, permitindo a ablação de camadas finas com uma elevada precisão e reprodutibilidade, o que pode resultar em muito menos danos colaterais nos tecidos adjacentes em comparação com os processos térmicos, químicos ou mecânicos convencionais na terapia de restauração dentária.

Correspondência de sombras:

A seleção visual da tonalidade está agora a ser substituída por dispositivos automáticos de seleção da tonalidade, tais como colorímetros, espectrofotómetros e dispositivos de imagem digital. Os dispositivos digitais de seleção de tonalidades ajudam a produzir tonalidades mais precisas com um efeito próximo do real, reduzem a variabilidade do operador e facilitam a comunicação com o pessoal do laboratório. Os guias de cor digitais, como o Vita easy shade/Shade scan e o sistema Clear match (correspondência de cor), são utilizados para facilitar a correspondência de cor e a transferência para o laboratório.

As câmaras digitais e os sistemas de imagem são utilizados como dispositivos de seleção automática de tonalidades com base no modelo de cor RGB, uma vez que a câmara obtém dados sobre o vermelho, o verde e o azul que são utilizados para produzir a imagem a cores.

Conceção de sorrisos digitais:

O desenho digital do sorriso (DSD) registou um crescimento exponencial nas últimas décadas e os resultados estéticos previsíveis são possíveis com as várias opções. O seu papel no planeamento de próteses parciais fixas e na estética de implantes, incluindo o perfil de emergência, tornou-a uma ferramenta promissora e indispensável para os futuros dentistas.

Sistema robótico de preparação de dentes:

O sistema robótico de preparação dos dentes facilita a preservação da estrutura dentária com elevada exatidão e precisão. A vantagem adicional da utilização de um sistema robótico de preparação dos dentes é a perspetiva do fabrico pré-operatório de uma restauração definitiva ou provisória, a redução do tempo de cadeira, menos danos para o periodonto e restaurações bem ajustadas.

Incorporação da técnica CAD-CAM:

A incorporação da técnica CAD-CAM no fabrico de próteses maxilofaciais, dispositivos de radiação, máscaras respiratórias individuais e dispositivos de proteção facial ou qualquer prótese auxiliar não é exceção. Os modelos virtuais tridimensionais do rosto, das estruturas ósseas e da dentição do doente aumentam o planeamento do tratamento destes indivíduos no campo da prótese maxilofacial. A imagiologia de superfícies tridimensionais é efectuada através de software CAD. É fabricado um modelo de resina a partir desta imagem de superfície tridimensional com técnica litográfica e, em seguida, é feito um padrão de cera. A partir deste modelo de cera completo, é efectuada uma imagiologia tridimensional assistida por computador. Os dados são introduzidos no computador e a prótese é fresada pela máquina de fresagem assistida por computador. Assim, uma prótese maxilofacial de silicone é fabricada utilizando a tecnologia CAD/CAM.

Inteligência artificial:

O papel da inteligência artificial é muito explorado nos aspectos de diagnóstico e investigação no domínio da medicina. A incorporação de algoritmos para o diagnóstico, investigação e planeamento do tratamento em prótese dentária é considerada um desafio, especialmente em situações dentárias, uma vez que existem factores complexos envolvidos que requerem inúmeras combinações e permutações para derivar o algoritmo para um planeamento adequado do tratamento. Com os enormes saltos e limites do crescimento no mundo digital, a fraternidade da prótese dentária tem de se aperceber da necessidade de sensibilização e exploração do fascinante domínio da tecnologia digital. No meio académico, a investigação deve centrar-se nestas áreas em desenvolvimento, onde ainda faltam conhecimentos baseados em provas. Não há dúvida de que a utilização inteligente da tecnologia com materiais recentes pode impulsionar a qualidade e a eficiência dos serviços de prótese dentária para o nível seguinte. As vantagens da técnica CAD/CAM do lado da cadeira são um procedimento de restauração fixa de uma visita, menos probabilidades de erro em comparação com a técnica tradicional, ajuda na visualização da preparação, não é necessário fazer impressões, não é necessário fazer restaurações temporárias, reduz o potencial de sensibilização do dente, não há custos laboratoriais, uma vez que não é necessário um modelo ou um molde, e projecta-se como uma imagem de última geração. As desvantagens da técnica CAD/CAM do lado da cadeira são a gestão dos tecidos moles mais crítica do que com a técnica tradicional, dependendo do material e do paciente, pode ser necessária a personalização, uma curva de aprendizagem elevada e uma produção mais elevada necessária para cobrir o investimento de capital.

Procera:

O Procera foi introduzido como um dispositivo CAD/CAM não ligado à cadeira. Os modelos são enviados para um laboratório Procera, onde, após a digitalização do modelo, as coifas metálicas são fresadas e enviadas de volta para o laboratório dentário para aplicação de cerâmica nas coifas. Inlays estéticos, onlays, facetas, copings, subestruturas, coroas de cobertura total, próteses parciais e completas, stent cirúrgico para implantes 9

colocação e próteses maxilofaciais podem ser fabricadas utilizando as técnicas actuais.

As vantagens da técnica integrada no laboratório são a precisão, a menor probabilidade de erro em comparação com a técnica convencional, a oportunidade de subcontratar CAD/CAM para evitar custos de capital, a concentração na cerâmica artística, a transferência direta da imagem digitalizada do consultório para o laboratório, a redução do tempo de trabalho e a abordagem em equipa.

A única desvantagem desta técnica em relação à técnica CAD/CAM do lado da cadeira é que são necessárias duas visitas para a entrega da prótese.

Todos os verdadeiros sistemas CAD/CAM apresentam três componentes funcionais ligados por computador, embora o grau de sofisticação possa ser diferente.

1. **Um meio de aquisição de dados - equivalente à impressão tradicional.**

2. **Projeto de restauro.**

3. **Produção restauradora.**

O CAD baseava-se inicialmente no "método subtrativo", mas os processos recentes envolvem abordagens "aditivas", como a prototipagem rápida e as tecnologias de sinterização selectiva por laser ou uma combinação de CAM aditivo e subtrativo.

Os sistemas CAD/CAM avançados disponíveis podem ser divididos nos três grupos seguintes com base nos seus métodos de produção.

Sistema no consultório: Quando um dentista digitaliza o dente preparado, cria restaurações na cadeira e coloca-as numa única consulta.

Sistema em laboratório: Onde os laboratórios podem digitalizar modelos feitos a partir de impressões físicas e utilizar CAD/CAM para produzir restaurações.

Produção centralizada: Quando um dentista capta impressões digitais do lado da cadeira e depois envia os dados através da Internet para o laboratório.

4) Correspondência de sombras:

A estética ganhou grande importância nos últimos anos, tanto entre os médicos dentistas como entre os pacientes. É essencial fornecer uma restauração estética que se misture simetricamente com os dentes adjacentes do paciente. Muitas próteses falham devido a uma seleção inadequada da cor e, por isso, todos os dentistas devem estar familiarizados com o processo de seleção da cor para obter os melhores resultados . As tonalidades da dentição humana diferem significativamente e os dispositivos electrónicos podem identificar aproximadamente 100.000 tonalidades dentárias, enquanto o olho humano consegue identificar apenas 1% dessas tonalidades. É difícil descrever com precisão e comunicar verbalmente as cores; por isso, são utilizadas três variáveis para caraterizar a perceção da luz reflectida pela superfície do dente: matiz, valor e croma.

A tonalidade descreve a tonalidade dominante do dente (mais amarelada ou avermelhada), o valor é a claridade ou escuridão da tonalidade do dente medida independentemente da tonalidade, e o croma é a qualidade que distingue o grau de vivacidade da tonalidade.

Diretrizes para a seleção clínica da tonalidade:

Os dispositivos de correspondência de tonalidade também são designados por guias de tonalidade. A ordem de seleção da cor é, em primeiro lugar, selecionar o valor, o croma e, por último, a tonalidade. A correspondência de cores deve ser feita de uma forma sistemática que assegure a exatidão, uniformidade e resultados previsíveis, que são absolutamente importantes na medicina dentária estética.

Iluminação do local de funcionamento:

A luz solar a meio do dia é considerada óptima para a seleção da sombra, uma vez que esta exposição contém uma mistura quase igual de todos os comprimentos de onda da luz, em comparação com as exposições da manhã e da tarde, que são mais ricas em comprimentos de onda avermelhados e amarelos. Em clínicas que não têm acesso adequado à luz solar, deve ser utilizada luz artificial para simular a luz solar. Embora nenhuma lâmpada de luz artificial possa duplicar perfeitamente a luz solar, é adequada para fins clínicos. Antes da seleção da tonalidade, deve ser verificada a luz a que os doentes estão mais expostos na sua rotina diária.

Ambiente:

Os ambientes de cores vivas devem ser evitados, uma vez que interferem com a correspondência de cores adequada, influenciando as cores na luz reflectida. Pode ser utilizado um campo para ocultar as cores indesejáveis do vestuário e das jóias do doente. O batom deve ser removido para não afetar a perceção da cor. Uma cor cinzenta muito clara fornece o fundo ideal para a correspondência de cores. As superfícies com alto brilho produzem reflexos perturbadores e devem ser evitadas.

Estado dos dentes:

O dente de interesse e os dentes adjacentes devem estar livres de placa bacteriana e de outros depósitos e manchas superficiais. O dente deve estar húmido com saliva, uma vez que a desidratação resulta numa aparência mais branca. O dente fica mais seco após a aplicação do dique de borracha e, por isso, deve ser efectuada uma correspondência de cor antes de o aplicar.

Distância do operador em relação ao dente, posição do doente e tempo:

Uma distância de 61 cm (2 pés) a 183 cm (6 pés) da cavidade oral é considerada ideal para a combinação de cores. O doente deve ser posicionado na cadeira dentária de modo a que os dentes do doente fiquem ao nível dos olhos do operador. O operador deve estar diretamente em frente do doente, com a luz focada nos dentes. A seleção e a correspondência de cores devem ser efectuadas pelo dentista, de preferência de manhã, quando a fadiga ocular é mínima.

Teste de estrabismo para restringir a luz:

O teste de estrabismo permite a seleção da cor através da restrição da luz que entra no olho. É efectuado aproximando as pálpebras e olhando para a escala de cores e para o dente natural. A cor que desaparece primeiro da vista é a que é menos visível em comparação com a cor do dente. Existem dois tipos de métodos de seleção da cor: o método convencional e a utilização de instrumentos de medição da cor.

Guias visuais de sombra:

O método convencional de seleção de cores é a utilização de guias visuais de cores, que são a forma mais famosa e conveniente de selecionar as cores dos dentes. São económicas e estão prontamente disponíveis; também fazem corresponder eficazmente a cor da dentição com um guia de cores de referência padronizado.

A seleção da cor do dente pelo método da escala de cores depende completamente da observação do olho humano. As pastilhas de cor atualmente disponíveis são Vita classical, Vita Tooth guide 3D-Master shade guide e Chroma cop.

Guia de sombreamento Vita Classical:

Com base na tonalidade, 16 guias são organizadas em quatro grupos e dentro dos grupos correspondentes ao croma. Uma vez que existem algumas limitações na escala de cores clássica Vita, a escala de cores Vita 3D-Master é a mais utilizada entre as escalas de cores disponíveis no mercado. Fornece diferenças de cor superiores e padronizadas.

Guia Vita Tooth 3D-Master:

Inclui 26 separadores separados em cinco grupos, consoante a luminosidade da cor. Os números (1, 2, 3, 4 e 5) à frente das letras representam o número do grupo e o nível de luminosidade; um número mais baixo indica uma luminosidade mais elevada. Os números (1, 1.5, 2, 2.5, e 3) por baixo do número do grupo representam o nível de croma; os separadores mais cromáticos são indicados por números maiores. Três tons de branqueamento (0M1, 0M2 e 0M3) indicam mais luminosidade, três níveis de croma e uma tonalidade média. O maior contraste entre o Vita clássico e o Vita 3D-Master é o facto de o guia de cores Vita clássico se basear na tonalidade da cor e o Vita 3D-Master caraterizar o valor da cor. O guia de cores Vita 3D-Master é considerado superior ao guia de cores Vita clássico. Contém um espetro de luminosidade melhorado e separadores cromáticos adicionais. A latitude de tonalidade é expandida contra os espectros avermelhados. Além disso, os separadores de cor são distribuídos uniformemente e a divisão de grupos é melhorada.

Polícia de croma:

O Chroma cop utiliza um sistema de numeração para identificar as tonalidades. Está organizado em grupos consoante a tonalidade (100 = branco, 200 = amarelo, 300 = laranja, 400 = cinzento, 500 = castanho) e dentro dos grupos à medida que o croma aumenta de 10 para 40.

Guias de sombra personalizadas:

A escala de cores padrão não pode abranger toda a gama de valores de tonalidade e croma da dentição humana. É útil para 85% da seleção de cores, e a sua alteração ou preparação de guias de cor personalizadas é necessária para os restantes 15%. São utilizados materiais de resina composta, cerâmica ou acrílico para fabricar guias de cor personalizadas. As modificações das guias de cor podem ser efectuadas utilizando corantes de superfície ou por abrasão de superfície utilizando óxido de alumínio. Podem ser utilizados marcadores de linhas finas e lápis de cor para reproduzir as variações mínimas entre as cores, a translucidez análoga e as cores de denominação.

Dentina e guias de sombra alargados:

O Dentin System pode ser utilizado para o fabrico de coroas e facetas translúcidas em cerâmica pura. Este guia de cores ajuda a comunicar uma cor específica ao laboratório dentário. São usados materiais de matriz especialmente coloridos correspondentes à cor da dentina, o que permite ao técnico avaliar a estética da restauração. A guia de cores alargada inclui os separadores de todos os materiais utilizados para fabricar a restauração. Também pode ser utilizada para alargar a escolha da cor. **Desvantagens das guias de cor:**

(A) As cores nos guias de tonalidade diferem consoante a empresa de fabrico.

(B) A porcelana utilizada para a restauração pode não ser idêntica à utilizada num guia.

(C) Os guias não podem orientar o fabrico de restaurações de porcelana.

(D) As tonalidades num guia não estão organizadas de forma lógica e não cobrem o volume do espaço de cor

que existe na dentição natural.

(E) Uma pala de sombra standard é fabricada com resina sintética e tem uma espessura superior à de uma coroa.

(F) Uma aba de guia de sombra reflecte e transmite a luz, criando translucidez e uma aparência de vitalidade.

Instrumentos de medição da cor:

Todos os dispositivos de medição da cor são compostos por três partes: um detetor, um condicionador de sinal e um software que converte o sinal em dados que podem ser utilizados no laboratório dentário ou no bloco operatório.

(1) Colorímetros.

(2) Espectrofotómetros.

(3) Câmaras digitais.

(4) Dispositivos híbridos.

(5) Espectrorradiómetros.

Colorímetro:

Um colorímetro mede a cor (matiz, croma e valor) tal como é percepcionada pelo olho humano. Só pode medir a cor através da medição dos valores tristimulares em condições fixas de iluminação e de observador. A fonte de luz, a esfera de integração e o detetor (três ou quatro filtros) são os principais elementos ópticos.

Espectrofotómetro:

Os espectrofotómetros são normalmente utilizados para analisar as cores das superfícies. Medem a quantidade de reflexão espetral do corpo. É um fotómetro que pode medir a intensidade com base na cor, ou mais especificamente, no comprimento de onda. Os elementos ópticos são constituídos por uma fonte de luz, um monocromador e um detetor. Em geral, as fontes de luz são difractadas. Vários comprimentos de onda são passados através da fenda de entrada e da amostra a ser testada. Diferentes comprimentos de onda da luz são seletivamente absorvidos pela amostra. A luz passa então por outra fenda, designada por fenda de saída, e atinge o detetor. O detetor converte a intensidade da luz com um determinado comprimento de onda num sinal elétrico, que é amplificado e apresentado num ecrã ou num gráfico. É aconselhável utilizar um espetrofotómetro para medir com precisão a cor.

Um colorímetro fornece uma medida global da luz absorvida, enquanto um espetrofotómetro mede a luz absorvida em diferentes comprimentos de onda. Resumidamente, os colorímetros medem a quantidade de luz absorvida globalmente, enquanto os espectrofotómetros medem a quantidade de luz absorvida por um comprimento de onda específico. Os espectrofotómetros são fiáveis e precisos ao longo do tempo.

Máquinas fotográficas digitais:

Uma câmara digital é a forma mais básica de um dispositivo eletrónico de correção de sombras. Ao contrário das câmaras de filme, este dispositivo grava imagens utilizando dispositivos de carga acoplada (CCDs), que compreendem milhares ou mesmo milhões de elementos minúsculos sensíveis à luz, conhecidos como sítios fotográficos. Fornece uma imagem completa e precisa da superfície do dente e também é útil para o mapeamento de cores. Existe um flashcard que regista todas as memórias e permite a gravação de comentários de voz que podem ser enviados diretamente para o laboratório sem necessidade de um computador. Os dados podem ser transferidos para um sistema informático para facilitar o mapeamento da cor e da translucidez.

Dispositivos híbridos:

O SpectroShade oferece uma combinação de imagens digitais e análises espectrofotométricas. Utiliza o sistema de software Clear Match (Hood River, OR: Smart Technology) e é um produto independente do hardware, desenvolvido para ser utilizado em todos os computadores pessoais com a plataforma Windows e em quase todas as câmaras digitais

Espectrofotómetros e espectrorradiómetros:

Estes instrumentos permitem as medições de cor mais precisas. Um espetrofotómetro difere de um espectrorradiómetro na medida em que contém principalmente uma fonte de luz constante. Foram utilizadas duas concepções básicas diferentes para estes instrumentos. O dispositivo de varrimento convencional inclui um único detetor de fotodíodos que regista a quantidade de luz em cada comprimento de onda. A conceção mais recente utiliza uma matriz de díodos com um elemento dedicado para cada comprimento de onda. Esta conceção permite a integração simultânea de todos os comprimentos de onda ao mesmo tempo. Ambas as concepções funcionam de forma significativamente mais lenta do que os colorímetros com filtro, mas continuam a ser importantes para a investigação sobre o desenvolvimento de dispositivos precisos de medição da cor.

Limitações do guia de sombras digital:

(a) O fenómeno da perda de margens afecta a precisão da medição da cor.

(b) O mapeamento translúcido é inadequado para todos os sistemas.

(c) A colocação da sonda ou do bocal parece ser importante para a repetibilidade da medição.

(d) Nenhuma paleta de cores digital é suficientemente avançada para funcionar num modo de formulação.

(e) O laboratório deve dispor de sistemas actualizados para uma aplicação bem sucedida desta abordagem.

(f) Esta abordagem requer uma configuração relativamente dispendiosa.

5) Conceção de sorrisos digitais:

A invenção dos primeiros materiais de obturação direta da cor do dente utilizando porcelana por M. Richmond e M. Logan na década de 1880. Embora fossem altamente estéticos, tinham fracas propriedades mecânicas e mostravam realmente um encaixe perfeito, pelo que, na década de 1890, foram inventadas facetas feitas de porcelana que eram fixadas à estrutura do dente utilizando cimento de fosfato de zinco. A medicina dentária estética tornou-se uma das disciplinas mais procuradas na medicina dentária, que se centra no sorriso e na aparência agradável.

A medicina dentária moderna não se limita apenas à reparação de dentes individuais. Os avanços tecnológicos revolucionaram a medicina dentária restauradora com a introdução de cimento de silicato, acrílico e resinas compostas. Procedimentos como o branqueamento, a colagem e a faceta, não só reparam o dente como também criam um sorriso esteticamente agradável. Isto depende da disposição dos seus dentes e das estruturas dos tecidos moles. Um sorriso atrativo é indicativo de um sentimento social elevado e influencia a sua autoconfiança, reforçando assim a sua personalidade. Uma remodelação estética ou a conceção de um sorriso implica a criação de um sorriso em que as estruturas estomatognáticas funcionem sem obstáculos umas às outras, uma estrutura oro-facial que funcione perfeitamente complementa-se mutuamente. A conceção de um sorriso estético é muito essencial na formulação de uma remodelação estética.

Princípios da conceção de sorrisos:

A conceção de um sorriso perfeito utilizando o software requer um conhecimento profundo dos músculos e das dimensões da zona de exposição, bem como das suas proporções estéticas. Embora seja utilizado um algoritmo de software para prever um sorriso perfeito, o desenho clínico do sorriso requer uma intervenção multidisciplinar que inclui ramos da medicina dentária como a ortodontia, a cirurgia ortognática, a terapia periodontal e a cirurgia plástica. As caraterísticas faciais que são fundamentais no planeamento do redesenho estético do sorriso incluem a simetria facial, o perfil facial e a proporção das estruturas faciais. De acordo com a literatura, uma caraterística facial ideal deve ter a distância entre dois arcos superciliares igual à largura total da face (de uma proeminência zigomática à outra). A linha intercantal ou a linha pupilar deve ser perpendicular ao plano oclusal horizontal de Frankfurt. Considerando a parte vertical normal da face, três linhas imaginárias traçadas devem dividir a face em três partes: da glabela ao arco superciliar, do arco à ponta do nariz e do subnasal à menção do queixo. Um sorriso ideal deve ter como base um lábio ideal. Ao sorrir, devem ser visíveis cerca de 2 mm dos incisivos superiores, juntamente com a papila interdental; uma exposição excessiva revela a gengiva, resultando num sorriso gengival, enquanto uma exposição insuficiente achata o filtro do lábio superior e produz um aspeto franzido.

Composição dentária:

A proporção da exposição dos incisivos maxilares é a chave para o sorriso perfeito. Foi deliberado a tal ponto que até foram formuladas proporções matemáticas. A relação largura/comprimento dos incisivos centrais superiores foi estimada em 4:5 mm, com uma amplitude de largura de 0,8-1,0 e uma amplitude de comprimento de 75%-80% da largura sendo a mais aceitável. A morfologia dos dentes incisivos, os seus bordos incisais e a quantidade de exposição dos caninos também desempenham um papel crucial no sorriso. Algumas das teorias matemáticas que foram estabelecidas para prever a proporção correta incluem a proporção áurea (Lombardi), as proporções dentárias estéticas recorrentes (Ward), as proporções M (Méthot) e os indicadores estéticos de Chu. Alguns dos outros pontos de referência dentários que influenciam o sorriso incluem a linha média da dentição, o comprimento da coroa de todos os incisivos e caninos, os pontos zenitais, as inclinações axiais, a exposição da papila interdentária e os contactos.

Evolução do design do sorriso:

Antes da invenção do Photoshop e dos traçadores fotográficos avançados, as linhas de sorriso perfeitas eram desenhadas à mão e depois impressas sobre as fotografias do paciente e eram frequentemente discutidas com os pacientes para obter a sua opinião. Este processo foi agora largamente substituído pelo software de automatização do sorriso, referido como software Digital Smile Design (DSD), que com um clique num botão nos indica as modificações necessárias a executar para obter um sorriso perfeito. Alguns dos principais marcos na evolução do design do sorriso incluem:

Geração 1. Foram efectuados desenhos manuais com marcadores a lápis sobre as fotografias de perfil completo do doente. A desvantagem deste método era que, se fosse tirada com um modelo de estudo, a correlação entre a fotografia de perfil completo do doente e o modelo de estudo era muito fraca.

Geração 2. Com a criação do Microsoft Office, os desenhos eram muitas vezes feitos digitalmente e depois correlacionados com o modelo. Isto ajudava a traçar pequenas modificações que precisavam de ser feitas. Os diagramas eram muitas vezes 99% exactos.

Geração 3. A geração seguinte permitiu associar os desenhos bidimensionais (2D) a modelos físicos analógicos, o que possibilitou a realização de um wax-up do sorriso final.

Geração 4. Os desenhos 2D foram escritos num algoritmo que foi depois processado digitalmente e este passo permitiu a técnica de análise facial 3D, determinando também os componentes faciais e os parâmetros estéticos.

Geração 5. Inovação da câmara intra-oral que nos permitiu digitalizar e tirar impressões digitais mais precisas do que as impressões tiradas com qualquer outro método convencional.

Geração 6. Introdução do 4D onde sensores digitais colocados no maxilar do paciente captam o movimento do sorriso e o movimento dentro do ambiente 3D usando o software MODJAW e desenhando o sorriso com a tecnologia CAD/CAM. Esta tecnologia reduz a necessidade de alterações, incluindo a redução da preparação dos dentes e outros problemas, testando o desenho com o movimento real do maxilar.

Desenho digital do sorriso:

A digitalização assumiu agora um aspeto importante não só na engenharia, mas também no campo da medicina dentária. O Digital Smile Design (DSD) é uma ferramenta de planeamento do tratamento dentário moderna, versátil e inovadora, inventada pelo dentista brasileiro Christian Coachman em 2007, que permite ao profissional desenhar digitalmente o sorriso do paciente a partir de uma série de fotografias pré e pós-DSD .

Requisitos do desenho digital do sorriso:

Alguns dos programas informáticos que podem ser utilizados para o desenho digital de sorrisos incluem o Photoshop (Adobe), o Microsoft PowerPoint (Microsoft Office, Microsoft), o Smile Designer Pro (SDP) (Tasty Tech Ltd), o Aesthetic Digital Smile Design (ADSD - Dr. Valerio Bini), a DSD App by Coachman (DSDApp LLC), o Keynote (iWork, Apple, Cupertino, Califórnia, EUA), o NemoDSD (3D) e o Exocad DentalCAD, uma câmara SLR digital.

É efectuada uma impressão digital de ambos os maxilares com um scanner intra-oral digital. As impressões são depois carregadas para a máquina de processamento CAD/CAM, onde são impressas em 3D._ São essenciais fotografias de perfil completo de alta resolução que representem o perfil facial e as vistas frontais do paciente, e são essenciais vídeos que registem as alterações dinâmicas dos dentes, gengiva, lábios e músculos faciais provocadas pelo sorriso e pela fala, uma vez que esta documentação constitui o plano sobre o qual o desenho do sorriso é executado. Três vistas fotográficas básicas são fundamentais no design do sorriso, incluindo

1. **Vista facial completa com um sorriso natural.**
2. **Rosto em repouso.**
3. **Uma vista representando a arcada maxilar e mandibular não em oclusão.**

Uma ampliação de uma imagem de vista 1:1 do incisivo central com um fundo preto fornece pormenores aprofundados para o técnico de laboratório trabalhar. A demonstração videográfica que contém a documentação é importada para a apresentação de diapositivos. Os componentes faciais e dentários do sorriso e os seus pontos anteriormente discutidos influenciam a maior parte do desenho do sorriso. O software DSD disponível no mercado inclui: CEREC Smile Design (SIRONA), Digital Smile System (DSS), Smile Design Pro (TASTY TECH), G Design (HACK DENTAL), Romexis

Fluxo de trabalho DSD:

O fluxo de trabalho DSD começa com a digitalização da dentição do paciente utilizando um scanner intra-oral , que é depois importado para o respetivo software DSD. Utilizando as várias formas e formatos diferentes disponíveis no repositório digital, podemos sobrepor os dentes para um determinado procedimento estético. O fluxo de trabalho do DSD procede então da seguinte forma:

1. Depois de carregar as fotografias faciais, são desenhadas duas linhas de base no centro do diapositivo de modo a formar um sinal +, de forma a parecer que está colocado entre a parte anterior superior e inferior com os dentes afastados. As linhas de referência horizontais são obtidas através da linha interpupilar, criando um arco facial digital.
2. As caraterísticas dos tecidos moles (gengiva, lábios, linhas faciais) e a sua associação com outros componentes são avaliadas agrupando-as e transferindo-as para a fotografia facial.
3. Um dente modelo, definido como padrão e com dimensões exactas, é colocado sobre a

fotografia original, para que sejam estabelecidas as inclinações axiais, a proporção em relação aos dentes adjacentes e a silhueta dos tecidos moles. A vista retraída é activada para avaliar se a fotografia intra-oral é simultânea com os dados da linha de base facial, onde são traçadas três linhas.

4. Largura intercanina medida a partir da ponta.

5. O terço médio do incisivo central até ao bordo oclusal do incisivo central adjacente.

6. Do filtro do lábio superior até à papila interdentária e à incisura.

7. O modo de corte retangular é então escolhido e colocado sobre a região de ambos os incisivos centrais para medir a proporção largura/comprimento dos incisivos centrais.

8. Utilizando ferramentas de edição, o dente modelo pode ser colocado sobre o dente fotografado e colado e transformado de acordo com o melhor resultado estético. As preferências e sugestões do paciente também podem ser recolhidas e incluídas durante este passo.

1. Uma régua digital disponível no software pode ser utilizada para calibrar as dimensões do dente em tempo real, registando a medição no modelo 3D e incorporando-a depois no software. O contorno gengival e a proporção da largura da gengiva anexa e dos bordos incisais também podem ser calibrados.

2. Uma régua digital disponível no software pode ser utilizada para calibrar as dimensões do dente em tempo real, registando a medição no modelo 3D e incorporando-a depois no software. O contorno gengival e a proporção da largura da gengiva anexa e dos bordos incisais também podem ser calibrados.

3. Enceramento do procedimento a realizar para estabelecer um sorriso e, em seguida, realizado no molde e avaliado com DSD, após o que é experimentado no paciente.

4. Uma vez obtida a aprovação do enceramento, são efectuadas pequenas correcções, se consideradas necessárias.

5. Deve ser dada prioridade a uma intervenção mínima, como a redução mínima das

superfícies dentárias e a criação de espaço adequado para as coroas, se necessário. A atenção aos pormenores em cada passo do DSD resulta normalmente num resultado que ultrapassa as expectativas do paciente.

Vantagens:

O DSD permite que o paciente participe ativamente no seu plano de tratamento, o que resulta numa adesão muito maior e numa melhor motivação, uma vez que os resultados são evidentes a partir da pré-visualização e simulação 3D. As alterações podem ser personalizadas de acordo com os seus desejos. A digitalização digital permite ao médico detetar qualquer doença insidiosa devido aos tons de cinzento relativamente elevados (256 píxeis) em comparação com uma radiografia convencional (16-25 píxeis). O DSD protege o doente de qualquer exposição desnecessária à radiação devido aos sensores digitais PSP em comparação com os sensores de estado sólido.

A imagem digital também poupa nas fontes essenciais.

Um estudo efectuado por Cervino G *et al.* na sua revisão afirmou que o DSD fornece um feedback valioso que pode ser discutido e melhorado. Melhora drasticamente a ligação comunicativa entre o doente, o clínico e o técnico no planeamento do tratamento para melhorar a linha do sorriso e as caraterísticas faciais ao sorrir. Isto também dá aos clínicos o conforto de evitar quaisquer questões médico-legais, uma vez que a aprovação do paciente relativamente às fotografias pós-visualização é obtida antes de o tratamento ser implementado.

Desvantagens:

Embora o DSD constitua uma ferramenta de planeamento do tratamento atractiva para os doentes, tem algumas limitações. É uma configuração dispendiosa, uma vez que os custos de aquisição e reparação são consideravelmente elevados.

Não pode ser operado por qualquer pessoa; é necessária uma formação rigorosa para aprender a ferramenta. Por vezes, o doente não concorda com o resultado esperado do tratamento, apesar de o software ter previsto um resultado melhor. Nesses casos, a culpa do software pode parecer ilógica. Este cenário já foi anunciado pelos fabricantes, que afirmam frequentemente que "a imagem melhorada nem sempre corresponde à imagem original". É importante colocar uma marca de água no trabalho do médico, de modo a eliminar a reprodução não autorizada das imagens. Recomenda-se que as cópias das imagens originais sejam guardadas no computador ou no servidor de rede. Com os avanços da tecnologia e com a assimilação desta tecnologia na medicina dentária, é de facto espantoso visualizar as transferências virtuais do arco facial e os articuladores virtuais. A realidade virtual é uma tecnologia informática ligada ao futuro da prática dentária. A realidade virtual leva-nos a navegar e a visualizar um mundo de três dimensões em tempo real com 6 graus de liberdade. Através de um procedimento virtual, o molde digital do maxilar é transferido para um articulador virtual utilizando dispositivos de engenharia inversa. Os seguintes dispositivos necessários para realizar este protocolo são um scanner intra-oral, uma câmara digital e um software específico. Os resultados provam a viabilidade de integrar diferentes ferramentas e software e de integrar completamente este procedimento num fluxo de trabalho digital dentário.

Fornece um método quantificável, repetível e fiável de transferir a localização da arcada dentária maxilar do paciente diretamente para um articulador virtual e permite que o dentista e o técnico de laboratório dentário trabalhem num ambiente totalmente digital sem terem de montar um molde de gesso num articulador mecânico.

O articulador virtual é uma dessas aplicações em dentisteria protética restauradora baseada na realidade virtual que irá reduzir significativamente a limitação do articulador mecânico e, através da simulação de dados reais do paciente, permite a análise de moldes digitalizados no que diz respeito à oclusão estática e dinâmica, bem como à relação dos maxilares. Os registos interoclusais virtuais são utilizados para orientar os moldes maxilares e mandibulares na relação horizontal do maxilar. Com o advento da tecnologia digital na prótese dentária, é interessante observar como a tecnologia pode ser integrada no planeamento e no tratamento e, espera-se, que se torne acessível aos dentistas para que o processo de tratamento se torne menos moroso e mais eficiente.

6) Laser:

A Theodore Harold Maiman é geralmente atribuída a construção do primeiro laser de rubi funcional e o seu funcionamento pela primeira vez em 16 de maio de 1960 no Hughes Research Laboratory em Malibu, Califórnia. O MASER, um amplificador de micro-ondas de Charles H. Townes, P. Gordon e outros, tornou-se o princípio básico para o bombeamento de lasers. Isto preparou o terreno para um "efeito de bola de neve" que levaria ao desenvolvimento de muitos sistemas laser, que utilizamos atualmente nos cuidados de saúde. A aplicação do laser aos tecidos dentários foi relatada por Stern, Sognnaes e Goldman et al. em 1964, descrevendo os efeitos do laser de rubi no esmalte e na dentina, com um resultado dececionante. No entanto, com os recentes avanços e desenvolvimentos de uma vasta gama de comprimentos de onda laser e de diferentes sistemas de aplicação, os investigadores sugerem que os lasers também podem ser aplicados nos tratamentos dentários. Atualmente, estão disponíveis vários sistemas laser para utilização dentária. Dopados com neodímio: YittriumAluminium-Garnet (Nd: YAG), dióxido de carbono (CO2) e lasers de díodo semicondutor já foram aprovados pela Food and Drug Administration dos Estados Unidos para o tratamento de tecidos moles na cavidade oral. O laser de díodo dopado com érbio: Yttrium-AluminiumGarnet (Er: YAG) foi aprovado em 1997 para o tratamento de tecidos duros em medicina dentária.

PARTE II

Classificação dos lasers:

1. De acordo com o comprimento de onda (nanómetros) 1. Gama UV (ultravioleta) - 140 a 400 nm

2. VS (espetro visível) - 400 a 700 nm

3. Gama IR (infravermelhos) - mais de 700 nm

A maioria dos lasers funciona numa ou mais destas regiões de comprimento de onda.

11. Classificação geral

1. Laser duro (para trabalhos cirúrgicos)

i. Lasers de CO2 (gás CO2)

ii. Lasers Nd: YAG (cristais de granada de ítrio-alumínio pontilhados com neodímio)

iii. Laser de árgon (iões de árgon)

2. Laser suave (para bioestimulação e analgesia) i. Laser de He-Ne

ii. Lasers de díodos

III. De acordo com o sistema de distribuição i. Braço articulado (tipo espelho)

II. Guia de ondas oco

III. Cabo de fibra ótica

IV. De acordo com o tipo de meio ativo utilizado Lasers de gás, sólidos, semicondutores ou de corantes

Classe I- (< 39mw) Isento; não representa uma ameaça de danos biológicos.

Classe II - (< 1 mw) a saída pode causar danos a uma pessoa se esta olhar fixamente para o feixe durante um longo período de tempo. A reação normal de aversão ou o pestanejar deve impedir que se olhe para o feixe. Não podem ser causados danos durante o tempo que demora a pestanejar.

Classe IIIA - (5OOmw) a visão direta e os reflexos especulares e difusos podem causar danos permanentes, incluindo cegueira.

Lasers utilizados em prótese dentária:

Prótese completa Prótese dentária

1) Prototipagem e CAD/CAM (desenho assistido por computador e fabrico assistido por computador)

tecnologia.

2) Análise da oclusão por CAD/CAM.

3) Análise da precisão da impressão por scanner a laser.

II) PRÓTESE PARCIAL FIXA

1) Gestão dos tecidos.

2) Preparação da coroa

III) PRÓTESE PARCIAL REMOVÍVEL

1) Soldadura a laser.

IV) IMPLANTOLOGIA DENTÁRIA:

1) Cirurgia de tecidos moles.

2) Desbridamento da superfície do implante.

3) Tratamento da superfície do implante.

V) PRÓTESE MAXILOFACIAL:

Sinterização com tecnologia CAD/CAM.

LIMITAÇÕES DOS LASERS:

- Requer formação e educação adicionais para várias aplicações clínicas e tipos de lasers.
- Elevado custo necessário para adquirir equipamento, implementar tecnologia e investir na formação necessária.
- Pode ser necessário mais do que um laser, uma vez que são necessários diferentes comprimentos de onda para vários procedimentos.

7) Análise e diagnóstico da oclusão e da articulação temporomandibular (ATM): Introdução:

A oclusão digital torna a prática dentária diária da oclusão mais simples e mais previsível para o dentista. A utilização do T-Scan permite a qualquer dentista identificar eficazmente os contactos oclusais verdadeiramente problemáticos, fazer um diagnóstico eficaz e planear o tratamento.

- **I) PRÓTESE MAXILO-FACIAL:**

Sinterização com tecnologia CAD/CAM.

LIMITAÇÕES DOS LASERS:

- Requer formação e educação adicionais para várias aplicações clínicas e tipos de lasers.
- Elevado custo necessário para adquirir equipamento, implementar tecnologia e investir na formação necessária.
- Pode ser necessário mais do que um laser, uma vez que são necessários diferentes comprimentos de onda para vários procedimentos.

8) Análise e diagnóstico da oclusão e da articulação temporomandibular (ATM): Introdução:

A oclusão digital torna a prática dentária diária da oclusão mais simples e mais previsível para o dentista. A utilização do T-Scan permite a qualquer dentista identificar eficazmente os contactos oclusais verdadeiramente problemáticos, fazer um diagnóstico eficaz e planear o tratamento. O T-Scan foi introduzido em 1988 pelo Dr. William Maness como um sensor automatizado e computorizado para análise da oclusão dentária, com o objetivo de registar a oclusão do paciente num fino sensor descartável patenteado de 60 μ de espessura, para registar instantaneamente a mordida do paciente em termos de localização, tempo e força de cada dente em contacto. Este registo é transferido para um sistema informático que pode fazer uma simulação real da oclusão do doente num monitor, assumindo as diferentes situações possíveis durante os movimentos cêntricos, excêntricos e funcionais. Isto permite uma avaliação qualitativa e quantitativa da oclusão. Não só apresenta um método valioso para a avaliação clínica e compreensão dos problemas de oclusão, mas também uma ferramenta importante para fins didácticos.

Vantagens:

As vantagens do T-Scan são a simplicidade de operação, a visualização dinâmica da oclusão, a análise cronometrada da força durante várias posições de contacto dos dentes e a possibilidade de documentação e monitorização permanentes da condição oclusal após a realização dos vários protocolos de tratamento.

Houve muitas melhorias no sistema (até à quarta geração), permitindo agora a utilização de um sensor fino de 100 μ e de software para analisar e apresentar o tempo e a força da mordida do doente em gráficos 2D e 3D. Um dispositivo electromiográfico chamado BITE STRIPTM pode registar a atividade muscular durante 6 horas, o que fornece informações úteis no bruxismo noturno[51]. Todas estas técnicas giram principalmente em torno do objetivo de estudar o sistema estomatognático, com a maior precisão e exatidão possível.

9) Fotografia dentária:

É uma ajuda para a educação do doente e para o planeamento do tratamento estético. Os registos fotográficos são mais fáceis de armazenar e podem ser visualizados em várias angulações e facilmente medidos. Os registos fotográficos regulares, em todas as consultas dentárias, podem ser uma grande ajuda para examinar as alterações da idade, como a dimensão vertical oclusal, a cor dos dentes e as alterações faciais. Isto pode redefinir a prática do protésico com a sua capacidade de comunicação visual e documentação médico-legal para a prática contemporânea.

Utilizações:

A utilização de fotografias digitais também tem sido explorada em áreas de restauração maxilofacial para replicar a íris para fabricar uma prótese ocular personalizada para um doente oftalmológico e restaurar outros defeitos maxilofaciais, como a mandibulectomia. Softwares como o Adobe Photoshop e o Coral Draw permitem a fotografia de subtração digital, o que melhora a deteção de cáries, lesões periapicais, alterações ósseas e cicatrização periapical após um tratamento endodôntico logo após 2 meses.

10) Registo clínico e do doente

Gestão - Incluindo a educação digital dos doentes. Gestão de registos clínicos e de pacientes:

A implementação de computadores em cada consultório e em toda a clínica é a primeira e mais frequente adoção da medicina dentária digital. Os sistemas actuais e altamente eficazes incluem o Eaglesoft (Patterson), o Dentrix (Schein), o PracticeWorks (Carestream Dental) e o software baseado na Web, como o Curve Dental, que é utilizado em todo o mundo pelos dentistas para uma melhor gestão do seu consultório.

Educação digital dos doentes:

A educação digital do doente é uma necessidade da medicina dentária atual. Inclui tecnologias e métodos de comunicação que já estão disponíveis noutras indústrias, como filmes áudio activados por voz, computador com ecrã tátil e vídeos educativos ao vivo.

A digitalização na educação do doente ajuda a recuperar rapidamente fotografias e componentes educativos, a apresentação de vídeo 3D com e sem monitores ou tablets, e a consulta e educação do doente em direto. Existem muitos softwares disponíveis na medicina dentária para uma educação eficaz dos pacientes, incluindo o CAESY (Patterson), Guru (Schein), DDS GP para iPad (Kick Your Apps) e Consult-PRO Chair side (Consult-PRO). Hoje em dia, desenhar esboços de dentes num papel para educar os pacientes é coisa do passado.

Importância e vantagens da medicina dentária digital:

A digitalização em medicina dentária torna a medicina dentária mais fácil, mais rápida, melhor e - mais importante - agradável (tanto para o dentista como para os pacientes).

Para ser considerada uma clara vantagem, a área da medicina dentária digital deve incluir três aspectos:

1. Melhoria da eficiência - tanto em termos de custos como de tempo

2. Maior precisão em comparação com os métodos anteriores
3. Um elevado nível de previsibilidade dos resultados.

Desafios da medicina dentária digital:

A medicina dentária digital coloca muitos desafios aos dentistas e técnicos de prótese dentária, bem como à sociedade. O custo é a principal limitação da maioria das áreas da medicina dentária digital, uma vez que é geralmente necessário um maior investimento de capital para adotar novas tecnologias.

técnicos:

Os técnicos estão passos à frente dos dentistas em termos de digitalização. Muitos deles têm um fluxo de trabalho totalmente digital há anos; recebem impressões digitais, desenham os modelos em software informático e enviam a informação digital para as máquinas de fresagem que criam as restaurações protéticas.

Por outro lado, muitos dos dentistas continuam a utilizar técnicas convencionais, tirando impressões moldadas dos dentes dos seus pacientes e transportando fisicamente as impressões para os laboratórios dentários.

Elevadas competências digitais e precisão na utilização de scanners intra-orais:

Hoje em dia, os profissionais de medicina dentária começaram a utilizar scanners intra-orais para simplificar o fluxo de trabalho, mas isso exige grandes competências digitais e precisão. É crucial obter um ficheiro digital perfeito através de um scanner intra-oral para entregar ao laboratório dentário. A impressão convencional permite que os dentistas cometam pequenos erros, uma vez que estes podem ser corrigidos pelo técnico dentário, mas uma impressão digital não permite quaisquer erros. À medida que os dentistas melhoram a sua precisão na técnica de digitalização intra-oral, adquirem também uma melhor compreensão do processo completo da medicina dentária digital e ajudam também a colmatar o fosso entre dentistas e técnicos.

Manter um equilíbrio entre simplicidade, rapidez e fiabilidade:

A digitalização exige rapidez com simplicidade e fiabilidade. À medida que a tecnologia se desenvolve rapidamente, as empresas de fabrico também crescem demasiado depressa para proporcionar rapidez e simplicidade. Além disso, têm de estabilizar o seu hardware e software para que as técnicas digitais também mantenham a sua fiabilidade. Assim, é da responsabilidade das empresas de fabrico garantir a qualidade dos seus produtos e ajudar os profissionais de medicina dentária a simplificar o fluxo de trabalho.

Radiovisiografia:

O RVG é um sistema multicomponente que permite a um operador captar imagens a cores da boca de um paciente através de uma câmara intra-oral e transferir essa imagem para um computador. As imagens no computador podem ser ampliadas, rodadas, cortadas ou editadas ou ainda manipuladas para melhoria, aumento do contraste e inversão.

Tomografia computorizada de feixe cónico:

G. N. Hounsfield, em 1972, introduziu a digitalização axial transversal computorizada que conduziu à introdução da tomografia computorizada (TC). Arai et al., no Japão, e Mozzo et al., em Itália, introduziram a TC de feixe cónico (CBCT) para aplicações orais e maxilofaciais, que oferecia uma exploração tridimensional (3D) e imagens mais precisas em comparação com as imagens 2D.

Em comparação com a TC, a TCFC tem uma dose de radiação mais baixa, maior resolução, menos artefactos, menos dispendiosa e mais pequena com diferentes sistemas de deteção. Na TCFC, a fonte de radiação consiste num tubo de raios X convencional de baixa radiação e o feixe resultante é projetado num detetor de painel plano (FPD) ou num CCD com um intensificador de imagem. O FPD tem uma resolução espacial elevada. A CBCT produz um feixe mais focado e uma menor dispersão da radiação em comparação com os dispositivos de TC convencionais em forma de leque. Este facto provoca um aumento da utilização dos raios X e uma redução da capacidade do tubo de raios X necessária para o rastreio volumétrico. O tubo e o detetor fazem uma rotação (180° ou 360°) em torno da região selecionada e os dados primários resultantes são convertidos em dados de cortes. Estes dados de corte reconstruídos podem ser visualizados em planos definidos pelo utilizador. O volume de TC consiste numa construção 3D de elementos de imagem denominados voxels. Cada voxel é caracterizado por uma altura, largura e profundidade. Uma vez que as dimensões dos voxels são conhecidas desde a aquisição, podem ser efectuadas medições corretas nas imagens. Houve uma evolução gradual para cinco gerações do sistema.

i. Os scanners de primeira geração eram constituídos por uma única fonte de radiação e um único detetor e a informação era obtida fatia a fatia ii. A segunda geração foi introduzida como uma melhoria e foram incorporados múltiplos detectores no plano do exame iii. A terceira geração foi possível graças ao avanço da tecnologia de detetor e de aquisição de dados iv. A quarta geração inclui uma fonte de radiação móvel e um anel detetor fixo. Neste sistema, observou-se uma maior dispersão da radiação v. Os scanners de quinta geração foram desenvolvidos para reduzir os artefactos de "movimento" ou de "dispersão". Impressão ótica Atualmente, estão disponíveis no mercado muitos sistemas de scanners orais. Dois destes sistemas (CEREC AC e E4D Dentist) não só oferecem a opção de desenho e fresagem no consultório, como também permitem o desenho e a fresagem por técnicos de prótese dentária. Dois outros sistemas (iTero e Lava Chairside Oral Scanner [C.O.S.]) produzem impressões digitais que requerem desenho e fresagem num laboratório dentário ou num centro de fresagem. Todos estes sistemas podem produzir modelos a partir dos seus ficheiros digitais. Para efetuar a impressão digital, após a conclusão da preparação do dente, os tecidos são retraídos para visualizar as margens do dente e, em seguida, o dente é seco e preparado para digitalização. Alguns sistemas de digitalização requerem a utilização de um pó de óxido no dente para remover os reflexos ópticos da superfície da preparação e para melhorar a qualidade da digitalização. Os scanners utilizam uma série de imagens estáticas ou um fluxo de imagens de vídeo para captar a geometria da preparação do dente.

As vantagens da impressão digital são as seguintes 1- Proporcionar maior precisão e consistência, 2- Permitir que um clínico visualize a preparação num ecrã de computador a partir de várias perspectivas, 3- Permitir que o clínico projecte a restauração num computador enquanto visualiza a dentição oposta, 4- Proporcionar um método de moldagem limpo e simplificado sem a complexidade dos muitos materiais necessários para as moldagens convencionais com um material elastomérico, 5- Oferecer visualização instantânea e feedback para fazer correcções imediatamente, 6- Reduzir o impacto ambiental da eliminação dos materiais necessários para as moldagens convencionais. Desenho assistido por computador/Fabrico assistido por computador O CAD/CAM foi introduzido na medicina dentária durante a década de 1980. O CEREC (Sirona) e o Procera (Nobel Biocare) foram os primeiros dispositivos CAD/CAM. O CEREC foi originalmente introduzido estritamente como uma técnica de consultório, para procedimentos de uma visita para restaurações fixas, especialmente para inlays e onlays. Ao criar uma restauração CAD/CAM em consultório, o dentista tira uma fotografia digital do dente preparado com uma pequena câmara intra-oral. Esta imagem digital contém informações 3D sobre o tamanho e a morfologia do dente, o defeito a restaurar, a anatomia dos dentes adjacentes e a sua relação com o dente. De acordo com esta imagem digital, o dentista desenha a restauração adequada diretamente num ecrã de computador, utilizando o software CAD/CAM. As vantagens da técnica CAD/CAM no consultório são: procedimento de restauração fixa numa só visita, menos hipóteses de erro em comparação com a técnica tradicional, ajuda na visualização da preparação, não necessita de moldagem, não necessita de restauração provisória, reduz o potencial de sensibilização do dente, não tem custos laboratoriais, uma vez que não é necessário um modelo ou um molde, e projecta uma imagem de última geração. As desvantagens da técnica CAD/CAM em cadeira são a gestão dos tecidos moles mais crítica do que com a técnica tradicional, dependendo do material e do paciente, pode ser necessária a personalização, uma curva de aprendizagem elevada e uma produção mais elevada necessária para cobrir o investimento de capital. O

Procera foi introduzido como um dispositivo CAD/CAM não assistido por cadeira. Os modelos são enviados para um laboratório Procera, onde, após a digitalização do modelo, as coifas metálicas são fresadas e enviadas de volta para o laboratório dentário para aplicação de cerâmica nas coifas. Inlays estéticos, onlays, facetas, copings, subestruturas, coroas de cobertura total, próteses parciais e completas, stent cirúrgico para colocação de implantes e próteses maxilofaciais podem ser fabricados utilizando as técnicas actuais. As vantagens da técnica integrada no laboratório de consultório são a precisão, a menor probabilidade de erro em comparação com a técnica convencional, a oportunidade de subcontratar o CAD/CAM para evitar custos de capital, a concentração na cerâmica artística, a transferência direta da imagem digitalizada do consultório para o laboratório, a redução do tempo de consultório e a abordagem em equipa.

A única desvantagem desta técnica em relação à técnica CAD/CAM de consultório é o facto de serem necessárias duas visitas para a entrega da prótese. Todos os verdadeiros sistemas CAD/CAM apresentam três componentes funcionais ligados por computador, embora o grau de sofisticação possa ser diferente. O CAD baseava-se inicialmente no "método subtrativo", mas os processos recentes envolvem abordagens "aditivas", como a prototipagem rápida e as tecnologias de sinterização selectiva a laser ou uma combinação de CAM aditivo e subtrativo[21,22]. Os sistemas CAD/CAM avançados disponíveis podem ser divididos nos três grupos seguintes, com base nos seus métodos de produção[23].

- Sistema no consultório: Quando um dentista digitaliza o dente preparado, cria restaurações no consultório e coloca-as numa única consulta - Sistema em laboratório: Onde os laboratórios poderiam digitalizar modelos feitos a partir de impressões físicas e utilizar CAD/CAM para produzir restaurações - Produção centralizada: Quando um dentista capta impressões digitais no consultório e depois envia os dados através da Internet para o laboratório. Correspondência de cores A correspondência visual de cores está agora a ser ultrapassada por dispositivos automáticos de seleção de cores, tais como colorímetros, espectrofotómetros e dispositivos de imagem digital que proporcionam uma cor mais consistente e um efeito quase real com o mapeamento de cores do dente selecionado. As imagens digitais e a correspondência de cores diminuem a variabilidade interoperacional e intraoperacional e também facilitam a comunicação com o laboratório[24]. Os colorímetros medem os valores tristimulares, filtrando a luz nas áreas vermelha, verde e azul do espetro visual de cores. Uma vez que os colorímetros não registam a reflexão espetral da luz visual total, podem ser menos precisos do que os espectrofotómetros. O ShadeVison® (X-Rite, Grandville, MI, EUA) e o ShadeEye NCC® (Shofu, Menlo Park, CA, EUA) são dois destes colorímetros[25]. O sistema de visão da cor pode enviar a informação da cor para o laboratório dentário através de correio eletrónico, disco ou impressão. Os espectrofotómetros medem e registam a quantidade de energia radiante visível reflectida ou transmitida por um objeto, um comprimento de onda de cada vez, para cada valor, croma e tonalidade presentes em todo o espetro visível. Existem vários espectrofotómetros clínicos de alta qualidade e fiáveis disponíveis, por exemplo, o VITA EasyShade Compact® (Vita North America, Yorba Linda, CA, EUA) e o CrystalEye® (Olympus America, Center Valley, PA, EUA). O VITA Easyshade Compact é o aparelho que satisfaz o maior número de requisitos para a seleção de cores em ambientes clínicos. O aparelho pode ser utilizado para determinar a cor geral do dente, a cor de cada terço do dente - cervical, médio e incisal, bem como para confirmar a cor da restauração. As câmaras digitais e os sistemas de imagem são os mais recentes dispositivos automatizados de seleção da cor.

As câmaras digitais baseiam-se no modelo de cor RGB, no qual a câmara obtém dados de vermelho, verde e azul que são utilizados para produzir a imagem a cores. Nesta cor aditiva, a luz vermelha, verde e azul são adicionadas para gerar uma vasta gama de cores. As câmaras digitais fornecem uma abordagem básica à seleção eletrónica de cores e requerem um grau de seleção de cores com o observador humano.[24,27] A utilização de câmaras digitais disponíveis comercialmente na prática dentária pode ser muito vantajosa para o médico devido à relação custo-benefício, facilidade de utilização e disponibilidade das câmaras digitais. Articuladores virtuais e arcos faciais digitais O arco facial virtual foi desenvolvido para fornecer uma alternativa ao arco facial convencional para a montagem de moldes num articulador[30]. O arco facial virtual implementa várias caraterísticas de design: - Para prevenir e minimizar erros - Para proporcionar uma montagem precisa e reforçar as considerações anatómicas associadas aos articuladores - Para proporcionar um companheiro digital eficaz, eficiente e acessível para o diagnóstico e planeamento do tratamento de implantes dentários. Para transferir o arco facial digital para o articulador virtual, em primeiro lugar, é feito um molde virtual com scanners dentários extra-orais (ATOS I v. 2; GOM mbH, Braunschweig, Alemanha) ou intra-orais (Lava COS; 3M ESPE, St Paul, Minn). Em seguida, são fixados três pontos de referência na cabeça do doente, dois na ATM e o terceiro no ponto infra-orbital, e digitalizados com um scanner ótico (ATOS I v. 2; GOM mbH) para obter a relação entre a parte fixa da cabeça. Em seguida, determinam-se as três cúspides mais proeminentes dos maxilares superiores, empurrando o papel de articulação da forquilha metálica do arco facial para o maxilar superior. A ponta do ponteiro localiza-se num ponto proeminente e o ponteiro é digitalizado. Repetir este procedimento mais duas vezes para três cúspides e transferir as seis posições do ponteiro (3 intra-orais, 2 da ATM e 1 infra-orbital) para o software do scanner (software profissional GOM) utilizando o software de engenharia inversa (RapidformCAD, v2006; INUS Technology, Inc., Seul, Coreia)[30,31] Esta imagem é transferida para o software do articulador virtual que indica a posição do maxilar superior entre o articulador virtual e o molde virtual. Ao obter três superfícies (esquerda, direita e frontal) do maxilar do paciente em relação cêntrica, o molde virtual mandibular localiza-se na posição correta. O objetivo do articulador virtual é simular o movimento do maxilar para contribuir para o desenho da coroa virtual e de outras próteses[31-33]. O técnico de prótese dentária pode reduzir o erro de desenho e fazer uma boa prótese para o paciente com a simulação da relação cêntrica (RC), protrusão e laterotrusão. Existem dois tipos de articuladores virtuais com base no método de simulação do movimento da mandíbula. Articulador simulado matematicamente Actua como o articulador convencional porque este tipo de articulador necessita das informações obtidas do articulador convencional ou do analisador do movimento do maxilar

(ângulo de Bennet, ângulo condilar, protusão, retrusão e laterotrusão).

Com esta informação, o articulador simula automaticamente o movimento do maxilar inferior, tal como um articulador mecânico. Articuladores completamente ajustáveis (analisador de movimento) Foi concebido na Universidade de Greifswald, na Alemanha, por Kordass e Gaertner. Regista/reproduz trajectórias de movimento exactas da mandíbula utilizando um sistema eletrónico de registo da mandíbula denominado analisador de movimento da mandíbula (JMA). Se a ferramenta JMA não estiver disponível, podem ser definidos diferentes movimentos da mandíbula através de parâmetros como os utilizados com os articuladores mecânicos (Protar 7, KaVo).

Conclusão

A digitalização é uma das partes mais importantes da medicina dentária moderna. Se a digitalização for implementada na medicina dentária clínica com os conhecimentos adequados, pode aumentar o prazer de praticar medicina dentária e prestar melhores cuidados aos pacientes. Para alcançar um fluxo de trabalho totalmente digitalizado nos cuidados dentários, o protésico deve começar a utilizar as técnicas digitais na mesma medida que os técnicos. Devem manter-se a par de todos os avanços contínuos na medicina dentária e utilizá-los judicialmente na sua prática para satisfazer as necessidades actuais dos pacientes e melhorar o seu próprio fluxo de trabalho.

Referências:

1. Mattias T. Vantagens da Odontologia Digital (Parte 2). Elos Medtech; 2017. https://www.elosmedtech.com/ the-importance-advantages-of-digital-dentistry-part-2/. [Último acesso em 2018 Jul 26].

2. Paul L, Child JR. Medicina dentária digital. Será este o futuro da medicina dentária? Dent Econ 2011;101:10.

3. Jayachandran S. Digital imaging in dentistry: A Review. Contemp Clin Dent 2017;8:193-4.

4. Mouyen F, Benz C, Sonnabend E, Lodter JP. Apresentação e avaliação física da RadioVisioGrafia. Oral Surg Oral Med Oral Pathol 1989;68:238-42.

5. Arai Y, Tammisalo E, Iwai K, Hashimoto K, Shinoda K. Desenvolvimento de um aparelho de tomografia computorizada compacto para utilização dentária. Dentomaxilofac Radiol 1999;28:245-8

6. Mozzo P, Procacci C, Tacconi A, Martini PT, Andreis IA. Um novo aparelho de tomografia computadorizada volumétrica para imagens odontológicas baseado na técnica de feixe cônico: Resultados preliminares. Eur Radiol 1998;8:1558- 64.

7. Luke AM, Shetty KP, Satish SV, Kilaru K. Comparação entre a tomografia computorizada em espiral e a tomografia computorizada de feixe cónico. J Indian Journal of Oral Health and Research j Volume 4 ¡ Issue 2 ¡ julho-dezembro 2018 41 Acad Oral Med Radiol 2013;25:173-7.

8. Pauwels R, Araki K, Siewerdsen JH, Thongvigitmanee SS. Aspectos técnicos da CBCT dentária: Estado da arte. Dentomaxillofac Radiol 2015;44:20140224.

9. John GP, Joy TE, Mathew J, Kumar VR. Fundamentos da tomografia computorizada de feixe cónico para um prostodontista. J Indian Prosthodont Soc 2015;15:8-13.

10. Sukovic P. Tomografia computorizada de feixe cónico na imagiologia craniofacial. Orthod Craniofac Res 2003;6 Suppl 1:31-6.

11. Hwang, Henry Hann-Min; Chou, Chi-Wei; Chen, Yi-Jane; e Yao, Chung-Chen Jane (2018) "Uma visão geral dos scanners intraorais digitais: Passado, Presente e Futuro - De uma

Perspetiva Ortodôntica", Taiwanese Journal of Orthodontics: Vol. 30: Iss. 3.

12. Xu Yang, Deli Yi. Comportamentos dos alunos na educação protética online síncrona durante a pandemia COVID-19 de 2020. J Prosthetic Dent.2020 Oct 3;126(5):653-657.

13. Paulos dal,Sieren g.Impressão digital e registo da relação dos maxilares para o fabrico de moldeiras personalizadas CAD/CAM. Journal of Prosthodontic Research.62:2018.

14. Alexey Unkovskiya,b, *, Ariadne Roehlerc , Fabian Huettig. Simplificar o fluxo de trabalho digital do fabrico de próteses faciais utilizando uma base de dados tridimensional (3D): configuração, desenvolvimento e aspectos da validação de dados virtuais para reprodução.

15. Shereen M. El Sayed * e Zeinab N. Emam. DISTÂNCIA DO ESPAÇO MARGINAL E RESISTÊNCIA À FRACTURA DE COROAS DE CERÂMICA PURA DE DISSILICATO DE LÍTIO E DISSILICATO DE LÍTIO REFORÇADO COM ZIRCÓNIO CONSTRUÍDAS COM DUAS TÉCNICAS DE PROCESSAMENTO DIFERENTES. Vol. 65, 3871:3881, outubro, 2019.

16. Rajevandra Jayesh , P. Praveen. Um estudo comparativo para avaliar a adaptação marginal e a resistência à fratura do material Peek com duas outras coroas de restauração fabricadas utilizando a tecnologia Cad-Cam - um estudo in vitro.

Jornal Indiano de Investigação e Desenvolvimento em Saúde Pública, Jan-março de 2021, Vol. 12, N.º 1. RESISTÊNCIA À FRATURA DE DISILICATO DE LÍTIO E COROAS TODO-CERÂMICAS DE DISILICATO DE LÍTIO REFORÇADAS COM ZIRCÔNIA CONSTRUÍDAS COM DUAS TÉCNICAS DE PROCESSAMENTO DIFERENTES. Jornal dentário egípcio; Vol. 65, 3871: 3881, 33 de outubro de 2019.

17. Eman H. Albelasy a , Hamdi H. Hamama a,**, James K.H. Tsoi b,* , Salah H. Mahmoud . Resistência à fratura de facetas oclusais CAD/CAM: Uma revisão sistemática de estudos laboratoriais. revista do comportamento mecânico de materiais biomédicos 110 (2020) 10394.

18. Shereen M. El Sayed * e Zeinab N. Emam. DISTÂNCIA MARGINAL E

19. Faisal Kayali , Erkut Kahramanoglu. Comparação da resistência à fratura entre dois materiais de zircónia monolíticos e um folheado em coroas molares após fadiga termomecânica . Clin Exp Health Sci 2020; 10: 320-326.

20. Nesrin Sonmez1 , Pinar Gultekin2* , Volkan Turp2 , Gokhan Akgungor2 , Deniz Sen2 e Eitan Mijiritsky. Avaliação de cinco materiais CAD/CAM através da caraterização microestrutural e de testes mecânicos: um estudo comparativo in vitro. Sonmez et al. BMC Oral Health (2018) 18:5 DOI 10.1186/s12903-017-0458-2.

21. Taek-Ka Kwonlf, DDS, MSD, Doutoramento, Hyun-Soon Pak2j, DDS, MSD, Doutoramento, Jae-Ho Yang2 *, DDS, MSD, Doutoramento, Jung-Suk Han2 , DDS, MSD, Doutoramento, Jai-Bong Lee2 , DDS, MSD, Doutoramento, Sung-Hun Kim2 , DDS, MSD, Doutoramento, In-Sung Yeo2 *, DDS, MSD, Doutoramento. Análise comparativa da resistência à fratura das coroas de cerâmica de zircónia Lava e Digident CAD/CAM. J Adv Prosthodont 2013;5:92- 7.

22. Coskun YILDIZ1 , Burçin Akoglu VANLIOGLUl , Buket EVREN1 , Altay ULUDAMAR2 e Yasemin Kulak ÖZKAN. Adaptação marginal-interna e resistência à fratura de restaurações de coroas CAD/CAM. Dental Materials Journal 2013; 32(1): 42-47

23. Nermeen Nagi. AVALIAÇÃO COMPARATIVA DA RESISTÊNCIA À FRACTURA DE DIFERENTES ENDOCROWNS FABRICADAS EM CAD/CAM - ESTUDO IN VITRO. Vol. 69, 2917:2922, outubro, 2023.

24. Rajevandra Jayesh , P. Praveen. Um estudo comparativo para avaliar o ajuste marginal e a resistência à fratura do material Peek com duas outras coroas de restauração fabricadas utilizando a tecnologia Cad-Cam - um estudo in vitro. Jornal Indiano de Investigação e Desenvolvimento em Saúde Pública, janeiro-março de 2021, Vol. 12.

25. Elif Yegin* e Mustafa Hayati Atala. Comparação de coroas suportadas por implantes fabricadas em CAD/CAM com diferentes análises. Yegin e Atala International Journal of Implant Dentistry (2020) 6:69.

26. Zeinab N. Emam * e Nada Ali A. Aleem. INFLUÊNCIA DE DIFERENTES MATERIAIS E DESENHOS DE PREPARAÇÃO NA ADAPTAÇÃO MARGINAL E RESISTÊNCIA À FRACTURA DE VENEERSOS OCULARES FABRICADOS COM CAD/CAM. Revista egípcia de medicina dentária . Vol. 66, 439:452, janeiro, 2020.

27. HM El-Damanhoury , RN Haj-Ali , JA Platt. Resistência à fratura e microinfiltração de endocrowns utilizando três blocos CAD-CAM. Operative Dentistry, 2015, 40-2, 201-210.

28. Marwa Mohamed Mogahed,* Mahmoud Abdelsalam Shakal** e Fatma Ahmad Hasaneen***.ESTUDO COMPARATIVO DA RESISTÊNCIA À FRACTURA DE DIFERENTES
RESTAURAÇÕES DE CERÂMICA. Revista egípcia de medicina dentária. Vol. 67, 1563:1569, abril, 2021.

29. Abdulrahman Alhaddad a#*, Samar Abuzinadah b=, Abdullah Al-Otaibi c,
Abrar Alotaibi c, Mohsen Alfkih c, Mohammed Bin Madhi c, Mawaddah Almatrafi c, Fahad Alsharif c, Mohammed Alfarhan c, Waad Almatrafi c, Malak Alzahrani c, Rayan Bin Mahfuth do, Mohammed Niaz do, Khames T. Alzahrani e e Osama Qutub. Revisão da Adaptação Marginal e da Resistência à Fratura de Coroas de Endo Fabricadas por Desenho Assistido por Computador/Fabricante Assistido por Computador (CAD-CAM). *Jornal de Investigação Farmacêutica Internacional 33(55A): 196-208, 2021.*

30. Verena Preis*, Sebastian Hahnel, Michael Behr, Martin Rosentritt. Desempenho in vitro e resistência à fratura de novas coroas molares de cerâmica CAD/CAM carregadas em implantes. J Adv Prosthodont 2018;10:300-7.

31. Carlos A. JURADO1 , Firas MOURAD2 , Daniel Alberto CORTES TREVINO3 , Diogo N. GOUVEIA3 , Jared HYER4 , Amira ELGREATLY5 , Ahmed M. MAHROUS6 , Franklin GARCIA-GODOY78 e Akimasa TSUJIMOTO. Comparação de coroas de cobertura total e parcial com blocos cerâmicos reforçados com leucite CAD/CAM na resistência à fratura e análise fractográfica. Dental Materials Journal 2022; 41(2): 295-301

32. Karim Corbani1 , Louis Hardan2 , Rita Eid3 , Hasan Skienhe4 , Nawal Alharbi5 , Mutlu Ozcan6 , Ziad Salameh7. Resistência à fratura de próteses dentárias fixas de três unidades fabricadas com materiais à base de compósitos fresados e impressos em 3D. O Jornal de Prática Dentária Contemporânea, Volume 22 Edição 9 (setembro de 2021)

33. Amr Abd-Elaziz Shebl Kassem * , Mohamed Desouky Mohamed * e Tarek Abd-Elhameed Abd-Elhameed. RESISTÊNCIA À FRACTURA DE QUATRO TIPOS DIFERENTES DE CAD/CAM
ENDOCROWNS DE DISILICATO DE LÍTIO.Egyptian dental journal. Vol. 69, 1493:1500, abril, 2023.

34. Faisal Kayali , Erkut Kahramanoglu. Comparação da resistência à fratura entre dois materiais de zircónia monolíticos e um folheado em coroas molares após fadiga termomecânica. Ciências da Saúde Clínicas e Experimentais. i 2020; 10: 320-326.

35. Sandra Fernandez-Villar, DDS, PhD Jordi Cano-Batalla, DDS, PhD Josep Cabratosa-Termes, DDS, PhD. Resistência à fratura de duas coroas CAD/CAM de resina composta diferentes ligadas a um pilar de titânio. O Jornal Internacional de Dentisteria Protética. Volume 33, Número 6, 2020.

36. Mahya Hasanzade, DDS, MS, Majid Sahebi, DDS, MS Simindokht Zarrati, DDS, MS. Avaliação comparativa das adaptações internas e marginais de endocrowns CAD/CAM e coroas fabricadas com três materiais diferentes. O Jornal Internacional de Dentisteria Protética. doi: 10.11607/ijp.6389.

39. Alaa Hussein Jasim* 1 , Dr. Lateef Essa Alwan2 e Akhlas Zeid Abood. COMPARAÇÃO DA RESISTÊNCIA À FRACTURA DA PONTE PROVISÓRIA CAD/CAM E DA PONTE PROVISÓRIA DE RESINA CONVENCIONAL. Revista Mundial de Investigação Farmacêutica. Vol 8, Edição 5, 2019.

40. Ahmed M. Elmaghraby1 * BDs Yousreya A. Shalaby2 Doutoramento, RESISTÊNCIA ÀS FRACTURAS DE RESTAURAÇÕES DE COROA PÓS-COROA CAD/CAM

ONEPIECE E TWO-PIECE UTILIZANDO
DOIS MATERIAIS DIFERENTES. Alexandria Dental Journal. Volume 38 Edição 1.

41. Célio Jesus do PRADO1 Aline Aredes BICALHO2 Renata Afonso da Silva PEREIRA3 Flávio Domingues das NEVES4. Efeito do desenho do preparo cavitário e do tipo de cerâmica na distribuição de tensões, deformação e resistência à fratura de onlays CAD/CAM. J Appl Oral Sci.vol (7).2013.

42. Carlos A. JURADO1 , Francisco PINEDO2 , Daniel Alberto CORTES TREVINO3 , Quotasze WILLIAMS4 , Alberto MARQUEZ-CONDE5 , Masao IRIE6 e Akimasa TSUJIMOTO7, Coroas de cerâmica de dissilicato de lítio CAD/CAM: Efeito da espessura oclusal na resistência à fratura e análise fractográfica. Dental Materials Journal 2022; 41(5): 705-709.

43. Carlos Alberto Jurado, DDS, MS. Zinaida Kaleinikova, DMD, DDS, MS. Resistência à fratura de coroas molares CAD/CAM Chairside fabricadas com diferentes materiais cerâmicos de dissilicato de lítio. O Jornal Internacional de Dentisteria Protética. doi:10.11607/ijp.7802.

44. Ashraf Refaie1,2 - Christoph Bourauel1 - Ahmed Mahmoud Fouda1,3 - Ludger Keilig1,4 - Lamia Singer1. O efeito da carga cíclica na resistência à fratura de coroas de zircónia impressas em 3D e fresadas em CAD/CAM - um estudo in vitro. Clinical Oral Investigations (2023) 27:6125-6133.

45. Reem Alkhatri, Abdul Rahman Mohammed Saleh & Waad Kheder. Avaliação da resistência à fratura e dos modos de falha de dentes preenchidos com raiz restaurados com pilar e núcleo fabricados em CAD/CAM. Medicina Dentária Clínica, Cosmética e de Investigação 2019:11 349-355.

46. Adil O. ABDULLAH1,2, Sarah POLLINGTON2 e Yi LIU. Comparação entre coroas temporárias diretas em cadeira e fabricadas digitalmente. Dental Materials Journal 2018; 37(6): 957963.

47. Mark bayle.Carlos Mayao. Load-to-fracture Value of Different All-ceramic Crown SystemsO Jornal de Prática Dentária Contemporânea, Volume 6, No. 4, 15 de novembro de 2005.

48. Wan-Sun Lee1 , Du-Hyeong Lee2 , Kyu-Bok Lee1,2*.Avaliação do ajuste interno da coroa provisória fabricada com fresagem CAD/CAM e sistema de impressão 3D. J Adv Prosthodont 2017;9:265- 70.

49. Akin Aladagl *, Didem Oguzl , Muharrem Erhan Çômlekoglul , Ender Akan. Determinação do desgaste in vivo de novas coroas de cerâmica CAD/ CAM utilizando o alinhamento 3D. J Adv Prosthodont 2019;11:120-27.

50. P. S. Manoharan, N. Vivek Rajasimhan, David Livingstone, N. Karthi Arivarasan. Análise comparativa da resistência à fadiga, resistência à fratura e padrões de fratura em coroas de cerâmica com zircónia e núcleos de metal direto sinterizados a laser. Journal of Advanced Clinical & Research Insights (2018), 5, 92-98.

51. N Polat Sagsoz, N Yanikogl. Avaliação da resistência à fratura de coroas monolíticas de conceção assistida por computador/fabricação assistida por computador preparadas com diferentes espessuras de cimento. Revista Nigeriana de Prática Clínica ¡ Volume 21 ¡ Edição 4 ¡ abril de 2018

52. Ali Atef Elkaffas 1,2,* , Abdullah Mohammed Alshehri 1 , Ali Robaian Alqahtani 1 , Refal Saad Albaijan 3 e Tarek Ahmed Soliman. Impacto de várias concepções de preparação de cavidades na resistência à fratura e no modo de falha de incrustações e incrustações de cerâmica fabricadas em CAD/CAM. Appl. Sci. 2024, 14, 3816.

53. R. Sorrentino1 , Y. Nagasawa2 , M. Infelise3 , G. Bonadeo4 , M. Ferrari5. Análise in vitro da resistência à fratura de coroas molares CAD-CAM monolíticas de dissilicato de lítio com diferentes espessuras oclusais.Journal of osseointegration. junho de 2018

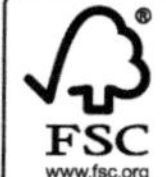

MIX
Papier aus verantwortungsvollen Quellen
Paper from responsible sources
FSC® C105338

Printed by Books on Demand GmbH, Norderstedt / Germany